身边的科学 真好玩

哎哟！疼

You Wouldn't Want to Live Without Pain!

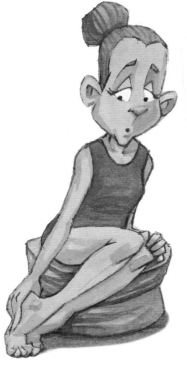

U0396083

第2辑

[英] 菲奥纳·麦克唐纳　文
[英] 大卫·安契姆　图
石劲宇　译

APTIME
时代出版

时代出版传媒股份有限公司
安徽科学技术出版社

[皖] 版贸登记号：12151556

图书在版编目（CIP）数据

哎哟！疼/（英）麦克唐纳文；（英）安契姆图；石劲宇
译. —合肥：安徽科学技术出版社，2016.6（2017.1 重印）
（身边的科学真好玩）
ISBN 978-7-5337-6965-9

Ⅰ.①哎… Ⅱ.①麦…②安…③石… Ⅲ.①疼痛-
儿童读物 Ⅳ.①R441.1-49

中国版本图书馆 CIP 数据核字（2016）第 090091 号

哎哟！疼　　[英]菲奥娜·麦克唐纳 文　[英]大卫·安契姆 图　石劲宇 译

出版人：黄和平　　　　选题策划：张 雯　　　　责任编辑：张 雯
责任校对：盛 东　　　　责任印制：李伦洲　　　　封面设计：武 迪
出版发行：时代出版传媒股份有限公司　http://www.press-mart.com
　　　　　安徽科学技术出版社　　　　http://www.ahstp.net
　　　　　（合肥市政务文化新区翡翠路 1118 号出版传媒广场，邮编：230071）
　　　　　电话：（0551）63533323
印　　制：合肥华云印务有限责任公司　　电话：（0551）63418899
（如发现印装质量问题，影响阅读，请与印刷厂商联系调换）

开本：787×1092　1/16　　　印张：2.5　　　字数：40 千
版次：2017 年 1 月第 3 次印刷

ISBN 978-7-5337-6965-9　　　　　　　　定价：15.00 元

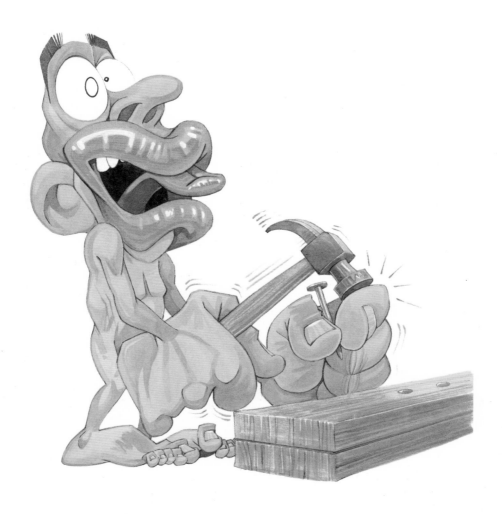

疼痛大事年表

约公元前4000年

中东地区的农民已经发现罂粟的止痛功效。

约1000年

穆斯林医学家伊本·西那认识到疼痛由人体内的变化引起。他也是全世界最早提出这一观点的人之一。

约公元前400年

古希腊名医希波克拉底提出，疼痛是人体内四种体液失衡的结果。他的这套理论直到1600年前后都还被视为真理。

约1637年

法国哲学家笛卡尔认为，是神经将各种感觉传递给了大脑。

约公元前1300年

中国古人发明针灸。

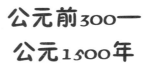

约1500年

欧洲的医生开始解剖人体更加科学地研究疼痛。

公元前300—公元1500年

古罗马人和基督教医生都相信疼痛是上帝施加的惩罚。

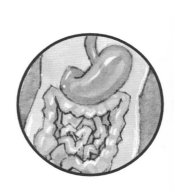

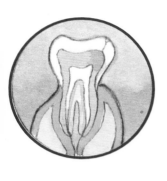

20世纪50年代

美国科学家证明，思想和情绪也会影响疼痛，痛并不仅仅是由生理原因引起的。

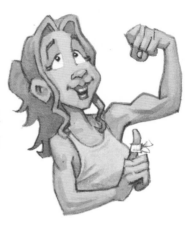

19世纪40年代

麻醉药的问世首次让孕妇分娩、牙科手术、外科手术变得无痛。

20世纪90年代

美国科学家发现男女对疼痛的感受是不一样的。

19世纪80年代

神经元(传递疼痛信号的神经细胞)被发现。

2007年

科学家利用脑部扫描仪来更好地研究大脑如何处理疼痛信号。

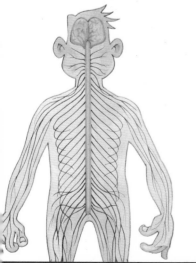

20世纪80年代

中美两国研究人员共同发现，长时间的疼痛会引起脑内部分神经元发生病变，导致痛感加剧。

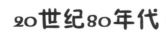

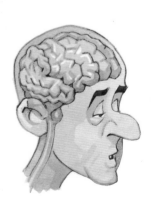

不可忽视的痛！

有些疼痛可能是重病或重伤的信号。例如：

- 摔倒或者发生事故之后感到剧痛；
- 手脚疼痛、乏力、麻木；
- 胸口痛，痛感扩散至手臂和喉咙；
- 严重头痛，伴随脖子僵硬、肌肤红疹、光线过敏等症状；
- 严重胃痛。

请千万千万记得，写这本书的人可不是医生！

书里的文字和图片只为丰富你的知识，满足你对科学的好奇，并不是专业的医疗建议。如果你身上哪里很痛，让你感到担心，我们还是建议你去找医生、护士等专业人士咨询吧！

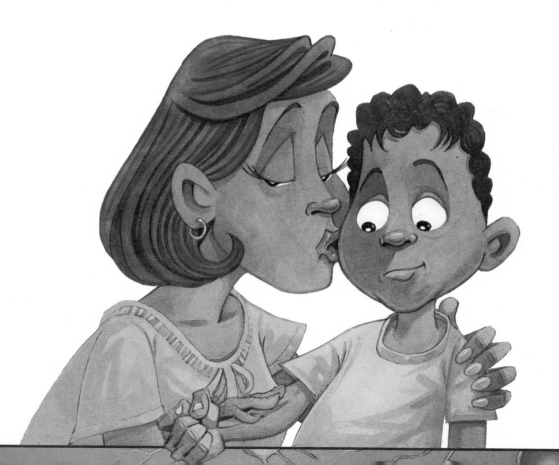

作者简介

文字作者:

菲奥娜·麦克唐纳,曾在英格兰的剑桥大学和东英吉利大学学习历史。她在中学和大学都教授过成人教育课程,撰写过许多部历史题材的儿童读物。

插图画家:

大卫·安契姆,1958年出生于英格兰南部城市布莱顿。他曾就读于伊斯特本艺术学院,在广告界从业了15年,后成为全职艺术工作者。他为大量非小说类童书绘制过插图。

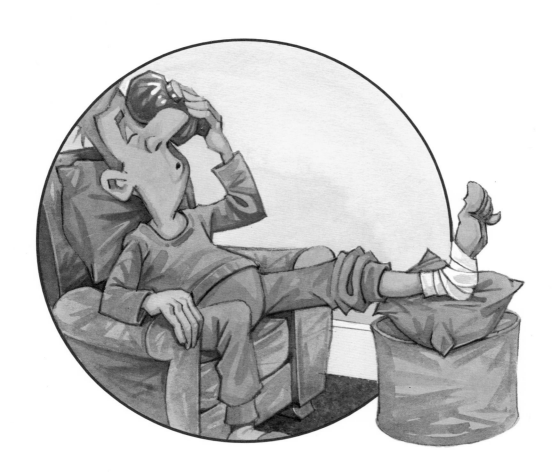

目 录

导　读

　　想象自己生活在一个无痛的世界：在那里，你不会感觉头痛、胃痛、牙痛，无论是摸到烫的东西，不小心划伤了自己，还是摔了跤，你都没有一丝感觉。

　　一个没有疼痛的世界听起来很美好，其实却很可怕！为什么呢？因为疼痛的存在是有原因的。假如你不小心弄伤了自己却没发现，你可能就不会及时处理伤口，伤口便极有可能发生感染，让你在不知不觉中患上疾病。要是疼痛真的不存在，我们的生活就会危机四伏。这样一来，我们的寿命会缩短，身体也肯定不如现在健康，情绪也会变得低落。

　　正是由于这些原因，你是绝不会想生活在一个没有疼痛的世界的。接下来请你继续阅读，发现更多关于疼痛的秘密吧！

无处不在的痛

体内问题可以引发严重的钝痛，痛感能扩散至身体大片区域。

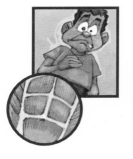
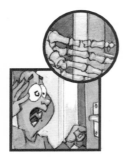

四肢压伤或者骨头断裂的时候，人体会感觉到一种剧烈的疼痛，这种疼痛能引发呕吐。

刺痛。碰到受损的神经，例如牙齿里的神经，会引发灼烧般的刺痛，给人的感觉就像触电了一样！

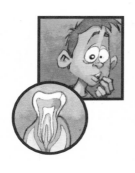
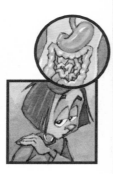

奇怪的痛。有时，我们身上明明是这个部位痛，却在别的部位感觉到痛。这是因为疼痛信号在传递到我们大脑的过程中会时而发生混淆。

痛是生活的一部分，几乎人人都体会过疼痛的滋味。痛的类型多种多样：既可以轻微而短暂，也可以严重而持久；既可以是突发剧痛，也可以是隐隐作痛；既可以是胀痛、刺痛、酸痛，也可以是闷痛、灼痛、绞痛。导致疼痛的原因同样五花八门——大到事故、疾病，小到蚊虫叮咬，都能引起疼痛。但其实，绝大多数的疼痛发生在日常生活中。全球几十亿人只要稍加注意，生活中就能少去很多不必要的痛！

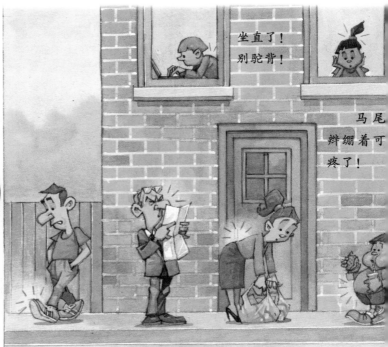

坐直了！别驼背！

马尾辫绷着可疼了！

鞋子不合脚，真是痛得要命！

眼睛疲劳？该换眼镜啦！

弯腰姿势不当，容易闪到腰哦。

垃圾品吃多了消化不良

别做"周末战士"！英语里把周一至周五不锻炼，却在周末剧烈运动的人叫作"周末战士"。这类人常常一不小心就伤筋动骨、拉伤肌肉、遭受剧痛。

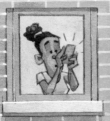

手指酸痛？打字打多了吧！

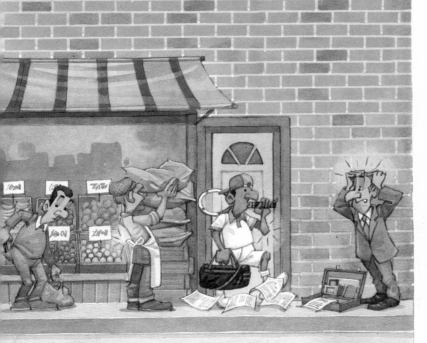

牛仔裤后兜塞了颗大核桃，硌死我了！

搬重物时要小心！

注意节奏！防止运动受伤！

压力"山"大！肌肉又僵又痛！

疼痛虽小，问题不小！

很多日常疼痛，也许看起来微不足道，你会觉得不值一提，但我们并不能对它们掉以轻心！

● 2013年，日常疼痛造成英国上班族成批请假，耽误的工作时间合计达3100万天！其中，腰背痛、脖子痛、肌肉痛是最常见的请假原因。

● 2013年，英国上班族请病假的天数比美国人多出一倍。

● 2009年，美国近半数成年人声称，疼痛已经影响到自己的工作和生活。

● 2009年，4200万美国人声称自己有睡梦中被痛醒的经历。

痛的过去

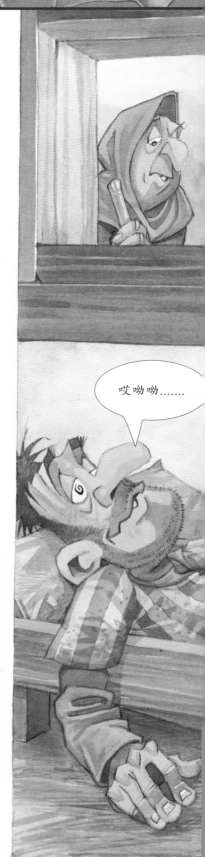

生活在远古时代的人们会发现,生活中充满了痛苦。那时,医生、护士和医院诊所可没有今天那么多,当时的人也买不到安全廉价的止痛药。他们甚至只能相信疼痛是自己的过错——英语里疼痛一词"pain"源于古罗马,本意是由命运、自然、神明施加的"惩罚"。几千年后的今天,我们对疼痛已经有了新的认识。科学家们已经发现,疼痛是在人体受伤害和发生紊乱时产生的,并不是由外力凭空施加给人体的。

不是不报,时候未到。 古代的印度教徒相信因果报应,即善有善报,恶有恶报。还有很多其他相似的说法,如"种瓜得瓜,种豆得豆"。

一切源于心。 古希腊哲学家柏拉图认为,疼痛并非神明的惩罚,而是"灵魂的激情"。他宣称这种激情是由心灵感受到的,而非身体感受到的。

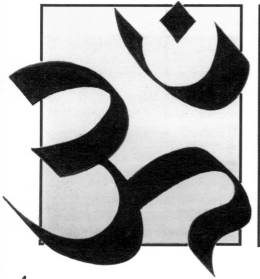

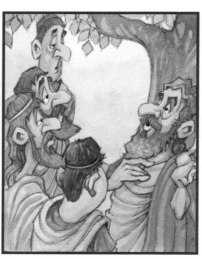

都是神的惩罚！你痛你活该！

原来如此！

千百年来，世界各国都曾用疼痛来折磨囚徒和处罚犯人。然而，1791年出台的《美国宪法第八修正案》宣布"禁止处以残酷和非常的刑罚"，为各国政府开了一个好的先例。

了不起的医生。

穆斯林医学家伊本·西那（980—1037年）认识到，疼痛由身体受伤或染病引起。他也是全世界最早提出这一观点的人士之一。

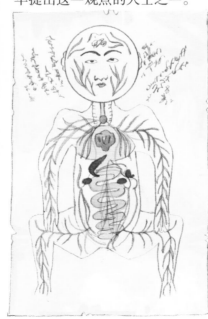

疼痛仪。

法国科学家笛卡尔在他1664年出版的著作中说：疼痛是一个过程，是人体内一系列传递感觉的运动。他对自己的理论做了生动的阐述："想象有一只手牵着一根连着大脑的线，如果这只手被锤子砸到，手上的痛感就会引起绳子震动，震动再沿着绳子传递，摇响大脑中的铃铛。"

痛的路径

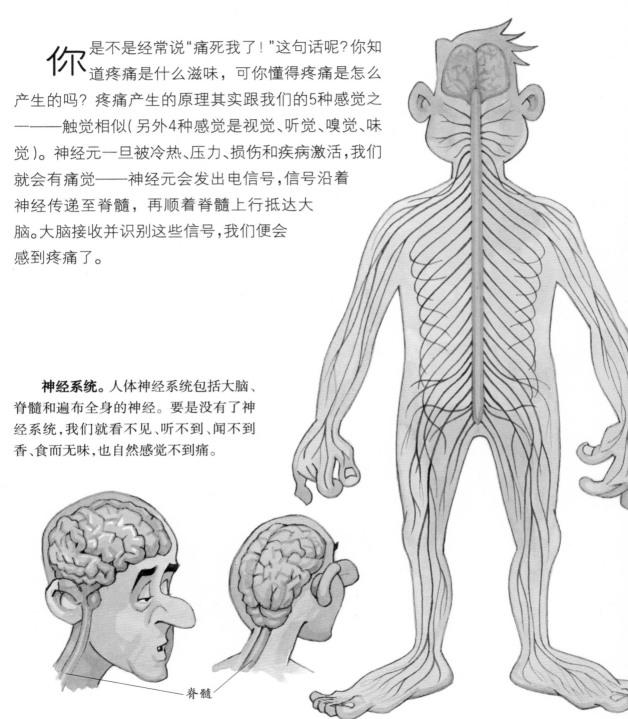

你是不是经常说"痛死我了！"这句话呢？你知道疼痛是什么滋味，可你懂得疼痛是怎么产生的吗？疼痛产生的原理其实跟我们的5种感觉之一——触觉相似（另外4种感觉是视觉、听觉、嗅觉、味觉）。神经元一旦被冷热、压力、损伤和疾病激活，我们就会有痛觉——神经元会发出电信号，信号沿着神经传递至脊髓，再顺着脊髓上行抵达大脑。大脑接收并识别这些信号，我们便会感到疼痛了。

神经系统。人体神经系统包括大脑、脊髓和遍布全身的神经。要是没有了神经系统，我们就看不见、听不到、闻不到香、食而无味，也自然感觉不到痛。

脊髓

神经系统由不计其数的细胞构成，这些细胞被称为"神经元"。每个神经元都含有树突和轴突——树突相当于一个传感器，而轴突则连通着脊髓。

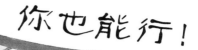

你也能行！

正常成年人身体中的神经纤维总长可达14.5千米。大脑中神经元的数量达1 000亿，突触数量达100万亿。神经元传递电信号的时速可达400千米呢！

相互连接。两个神经元相接的接点叫作"突触"。每个神经元都能与其他多个神经元相连，构建成一张庞大的网络。

电信号

树突

神经元中心

轴信号

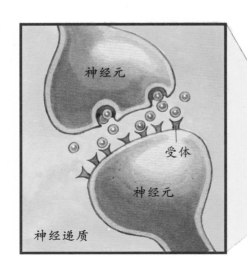

神经元

受体

神经元

神经递质

当心缝隙！电信号通过突触时，会转化成一种叫作"神经递质"的化学物质。神经递质在递到下一个神经元的受体时，又会重新转化为电信号。

突触

痛而不同

我们已经知道，神经元能传递疼痛信号，那我们又是靠什么来区分温柔的抚摸和恶狠狠的拳头呢？答案是不同种类的神经元！有些神经元只在感受到轻微压力时发出信号，令我们感到愉悦；另一些神经元只对突发的剧烈感受有反应，这就会让我们感到疼痛。那么，问题又来了：为什么手指头划破一个小口会那么痛呢？这是因为树突（神经末梢）在人体内的分布是不均匀的，而树突分布最密集的地方就是我们的嘴唇和指尖！

男女弱？

这回事儿！研显示，男女对痛的感知是样的。平均来女性要比男性遭受更多痛，而且跟男性相比，女不仅会更好地表达自己疼痛的感受，还更能应对极端疼痛。

神经纤维的分工

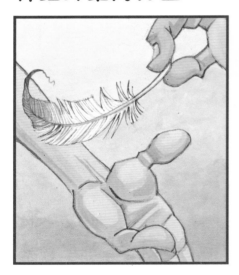

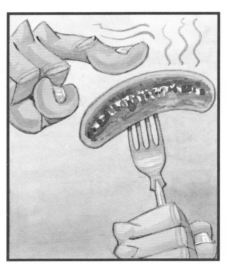

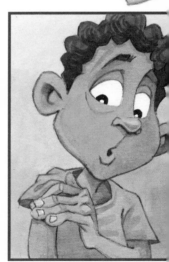

轻柔的触感。 A类β*纤维很容易被激活，负责传递由轻挠等温柔的触碰所产生的电信号。
*β（beta）：希腊字母，读"贝塔"。

烫到了！ A类δ*纤维负责感受热量和突发的剧烈运动，能传递由剧烈高温等产生的疼痛信号。
*δ（delta）：希腊字母，读"德尔塔"。

持续的痛感。 C类纤维责传递由有害物质、高温力等产生的信号，但它们输的速度很慢。这正是为么瘀伤等疼痛会持续很久

痛感图。这个身体比例失调的人是被画家故意画成这样的，旨在展示神经末梢在人体的分布情况。这个人身上哪里越大就说明哪里的神经末梢分布越多，痛感自然也越强烈。同理，他身上哪里越小则说明哪里的神经末梢分布越少，对疼痛自然也就没那么敏感了。

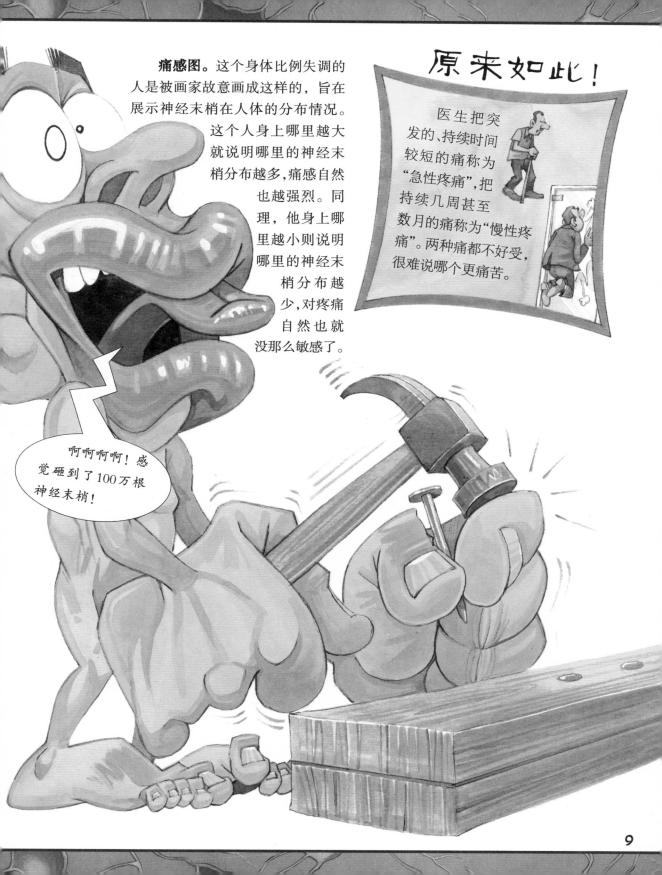

啊啊啊啊！感觉砸到了100万根神经末梢！

原来如此！

医生把突发的、持续时间较短的痛称为"急性疼痛"，把持续几周甚至数月的痛称为"慢性疼痛"。两种痛都不好受，很难说哪个更痛苦。

痛与文化

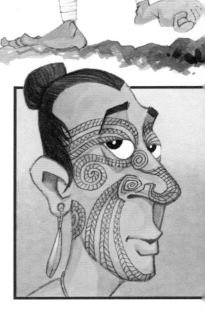

　　我们有着相似的神经系统,可每个人对疼痛的感觉都有些许差异,你、我、他感觉到的痛都是不一样的。这是为什么呢?部分原因在于我们身体的构造。有些人天生对疼痛比较敏感,另一些人则没那么敏感。但更为重要的是,疼痛其实不光是一种生理感受,也是一种心理感觉。大脑在收到来自神经元的电信号后,会将其与我们的思想、信仰、记忆、愿望、恐惧等因素混合起来,从而产生我们自己独一无二的疼痛体验。

利用精神力量战胜具体问题

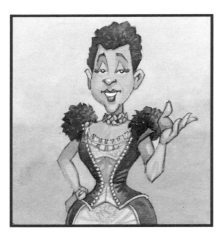

　　旧时欧洲可爱的贵族小姐会穿上**紧得令人疼痛的束腰**,让自己的腰显得更细。她们说:"为了美丽,我们宁愿遭罪!"

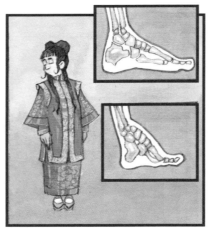

　　三寸金莲。古时候,中国的母亲会给女儿裹脚。她们用布把孩子的双脚缠起来,强行扭曲足部的关节,以塑造出"三寸金莲"般的小脚。这项令女性痛苦万分的旧俗直到1912年才被废除。

　　别致的"妆"。许多人为了美化自己的皮肤宁可忍受巨大的痛苦。在新西兰毛利人的眼里,脸上的刺青是等级和权利的象征。

"心碎了"这个说法可是有科学依据的哦！爱、恨以及其他情绪都可能引起生理上的疼痛。我们常会说"急出病了""悲伤到心碎"——当我们感受到某种强烈的情绪，大脑就会给身体发送电信号，从而导致疼痛。

感受恐惧。 不管你信还是不信，疼痛的确会让人变得更加小心谨慎。因此，如果一个人担心遭到袭击，他就会本能地飞奔逃生！

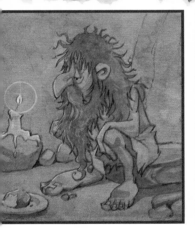

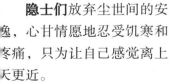

隐士们 放弃尘世间的安逸，心甘情愿地忍受饥寒和疼痛，只为让自己感觉离上天更近。

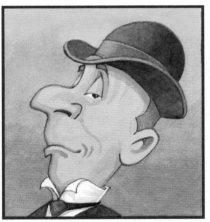

紧绷的上唇。 传统的英国人不喜欢在公开场合表露情绪，他们宁可选择默默承受。

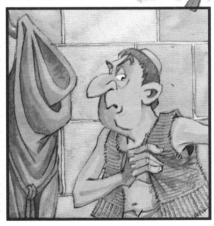

不可置信！ 粗毛衬衣用粗糙的动物毛皮或植物纤维制成，穿在身上会让人扎痒难忍。中世纪的苦行基督徒曾把穿粗毛衬衣作为一种自我惩罚，以表示对自身罪行的忏悔。

无脑＝无痛？

作为人类的一员，你能思考、推理，从个人经历中吸取经验、用语言表达思想和情感，这一切都归功于我们强大的大脑和敏捷的神经。其他生物的神经系统虽没有人类的复杂和发达，但它们能不能感觉到痛呢？如果能，它们的痛又是如何发生的？它们受了伤会痛吗？它们怕不怕痛呢？直到今天，科学家们尚未搜集到足够的证据来得出结论，但他们仍在为解答这些问题而努力。

跟人类一样，鱼类也有着可以传递疼痛信号的神经。一些科学家认为，鱼的大脑没法识别这些信号，鱼也因此感受不到疼痛。另一些科学家则持不同意见。

婴儿会痛吗？ 在20世纪以前，医生一度以为婴儿没有痛感，理由是婴儿的神经系统尚未发育完全。

有苦说不出？ 很多动物没法用声音表达它们的疼痛，以致人们一度以为它们感觉不到疼痛。

螃蟹 等无脊椎动物同样有着能感知疼痛的神经。

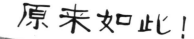

　　为什么大自然要让大多数昆虫感觉不到疼痛呢？这可能是因为昆虫的寿命大多短暂，疼痛对它们没有多大的意义。例如，朝生暮死的蜉蝣根本没时间体会疼痛——它们孵化、交配、死亡的时间加在一起还不到24小时。

　　要看一种生物是否具有痛感，科学家通常会关注以下这些指标：

· 有没有带疼痛传感器的神经系统；

· 能不能认识周围环境；

· 受伤时大脑能否产生电信号；

· 受伤时会不会改变自身行为，比如逃生；

· 具有止痛作用的化学物质对其大脑有没有影响；

· 能不能学会躲避危险。

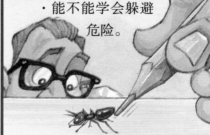

　　花草树木和真菌都**没有**神经和大脑。据人类目前所知，它们是不可能感受到疼痛的。

痛的作用

我们既然了解了疼痛产生的原理,是不是该问一问我们为什么需要它呢? 答案其实很简单,因为疼痛能让我们生活得更安全,它能警示和保护我们人类以及其他生物。

这个世界充斥着危险,有烈焰、利石等各种隐患,而疼痛能教人去躲开它们。如果没有疼痛,我们会很容易受伤,甚至一不小心就一命呜呼。此外,许多动植物如果没有感受疼痛的本领,也没法生存下来。一个没有痛的世界将会是一个噩梦!

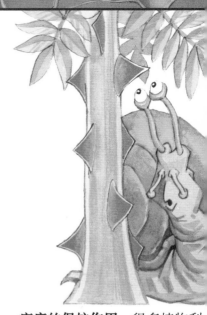

疼痛的保护作用: 很多植物利用身上的刺来保护自己,以免受到害虫的骚扰。

教训多多。 早期的人类和他们的牲畜时刻面临着疼痛的威胁。但正是通过从疼痛中吸取教训,他们才得以更好地生存下来。

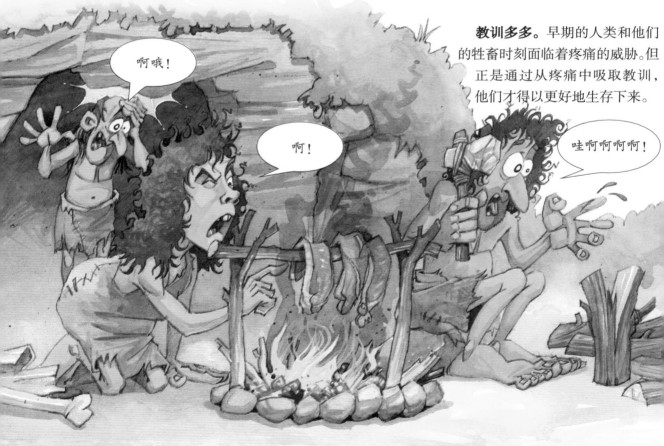

这树有毒！ 澳大利亚生长着一种名叫"金皮树"的毒树。这种毒树的叶子上布满了含有剧毒化学物质的毛刺。一旦有人不小心碰到此树，毛刺就会剧烈刺激皮肤中的神经纤维，引发严重的瘙痒和肿胀，令人痛不欲生。

"我小，可我致命。" 蜜蜂、黄蜂、蝎子这类体型娇小、身体脆弱的动物，通过制造疼痛来保护自己，以免遭到体型更大的动物伤害。它们分泌的毒液能引起剧痛，有时甚至能致命！

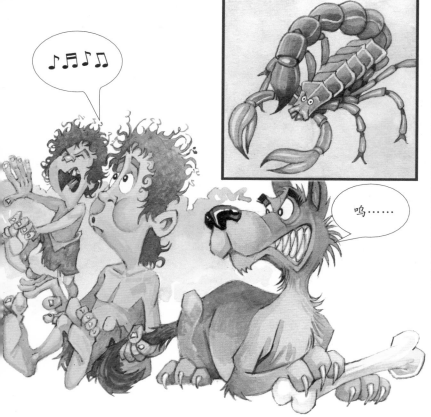

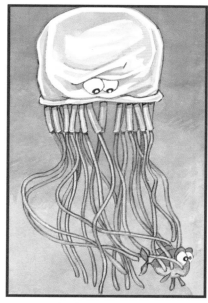

叮咬"大亨"。 狮鬃水母看起来软绵绵的，它既没有很强的攻击性，也没法快速逃生。然而，它触手上的毒刺可以引发令人瘫痪的剧痛，这让它成为海洋中最令人不寒而栗的生物之一。

爱能止痛

我们生病和疲劳时为什么要上床休息呢?这是因为疼痛在保护和提醒着我们!它告诉我们,身体要去找个安静舒适的地方躺下。于是,我们很快也懂得,躺下休息能让我们从病痛和疲倦中恢复过来。此外,疼痛也教会我们尊重和爱惜自己和他人的身体。如果我们做了一些蠢事、坏事,伤害了自己或他人,我们自己也会遭受痛苦。反之,如果我们能更加善良和理性,我们自己、朋友、家人乃至所在的社区都能更加平安幸福,生活中的痛苦也将大大减少。

魔法治疗? 古时候,治疗术士用带着魔法和神秘色彩的法子给人治病。虽然这些方法本身并没有疗效,却能给病人希望和安慰,加强他们对疼痛的承受能力。

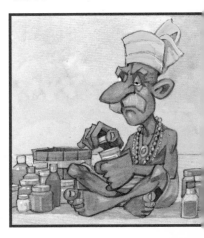

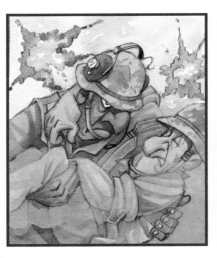

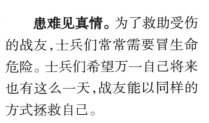

患难见真情。 为了救助受伤的战友,士兵们常常需要冒生命危险。士兵们希望万一自己将来也有这么一天,战友能以同样的方式拯救自己。

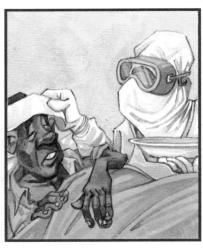

慈善使命。 只要每个人都关爱他人,世界上就能减少很多痛苦。在这一点上,奔赴非洲抗击致命埃博拉病毒的医护人员为我们树立了很好的榜样!

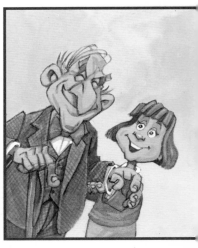

轮到我了! 在你成家立业之前,爸爸妈妈、爷爷奶奶都会一直无微不至地照顾你。等到他们年迈,你也要记得报答他们呀!

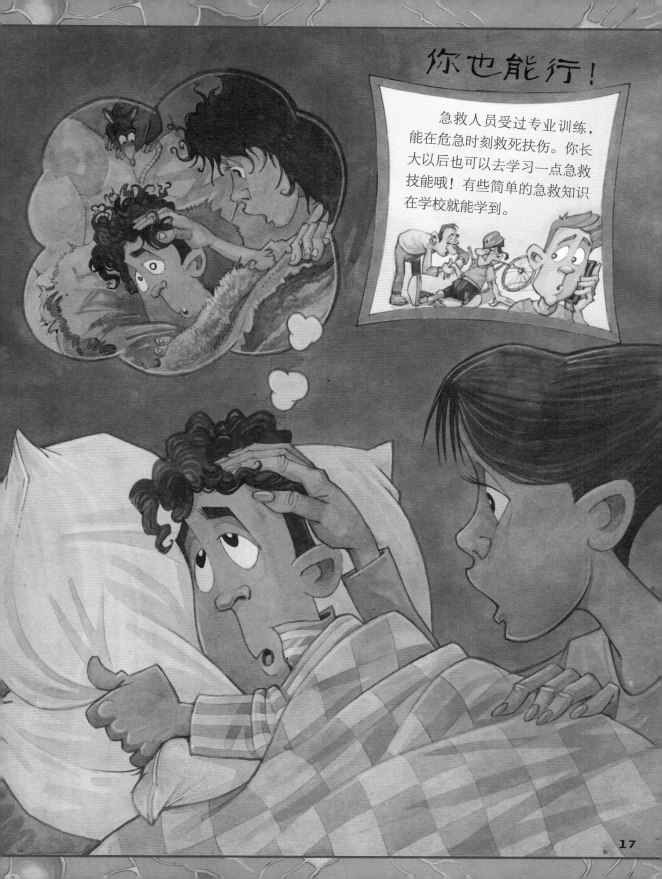

你也能行！

急救人员受过专业训练，能在危急时刻救死扶伤。你长大以后也可以去学习一点急救技能哦！有些简单的急救知识在学校就能学到。

痛并运动着

踢了几小时球或跳了几小时舞的你会有什么样的感觉？你可能已经筋疲力尽,同时却又快乐和兴奋。我们一旦逼着身体达到它的极限,神经系统就会促进人体分泌一种名叫"内啡肽"的物质,让人感觉愉快。这种天然的止痛剂会阻碍那些本该传送给大脑的疼痛信号。这样一来,我们不仅不会感到痛,反而会觉得自己像超人一样力量无穷！

好球——！

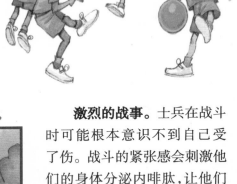

激烈的战事。士兵在战斗时可能根本意识不到自己受了伤。战斗的紧张感会刺激他们的身体分泌内啡肽,让他们变得所向无敌。

额外的能量。运动不仅对身体有益,还能改善我们的情绪。我们健身时,体内产生的内啡肽能让我们感觉快乐、积极,活力四射！

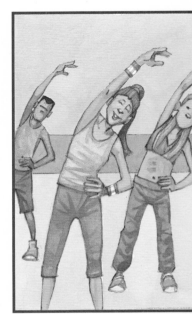

第二天

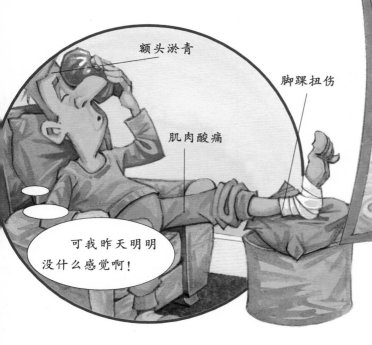

额头淤青

脚踝扭伤

肌肉酸痛

可我昨天明明没什么感觉啊！

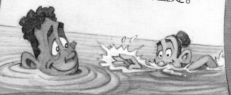

有些人喜欢激烈的团队运动，另一些人则喜欢柔和的单人健身。无论你更喜欢哪种类型的运动，只要能持之以恒，任何锻炼方式对你的身体都会有益处。

锻炼须适度。锻炼能帮我们保持强健的体魄，但锻炼也须适度。一流的运动员都会非常注意，以免运动过量，因为内啡肽发挥止痛作用的时候，也正是身体最容易受伤的时候。

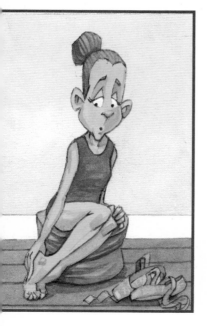

痛并优雅着。为了给观众呈现一台精彩的演出，舞蹈演员在台上会拼尽全力。这时，内啡肽就会发挥它的作用，让舞蹈演员感觉不到脚痛。

勇敢向上爬。登山运动员发现，登山的刺激会让身体产生天然的止痛剂，给予他们继续勇敢攀登的力量。

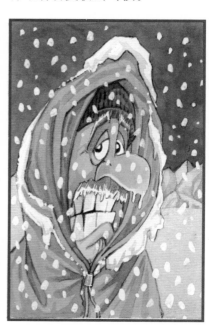

止痛法知多少？

如果你生活在遥远的古代,被病痛折磨是在所难免的。尽管宗教告诉你疼痛是神的惩罚,你也一定会希望能有什么东西把疼痛去除掉!

但是,该用什么来去痛呢? 不少止痛药都有毒性,不光止痛,可能连命都给止没了。音乐虽然能让人暂时忘记疼痛,但作用维持不了多久。不过,有两个古代的法子貌似还挺管用,那就是针灸和肢体接触,虽然那时候谁也不明白它们为什么管用。现代医学认为,这两个办法都阻碍了神经元给大脑发送电信号。

危险的止痛药。穆斯林医生曾经把浸满止痛药的海绵敷在病人口鼻,让病人吸入海绵挥发的气体,以此达到催眠的目的。不幸的是, 很多病人睡着后再也没有醒过来……

阴阳平衡。中国古人发明的针灸至今依然广为使用。针灸旨在通过改善人体气血的运行,来达到治疗疼痛的目的。针灸师会在病人身上特定的穴位扎针。参考右图:

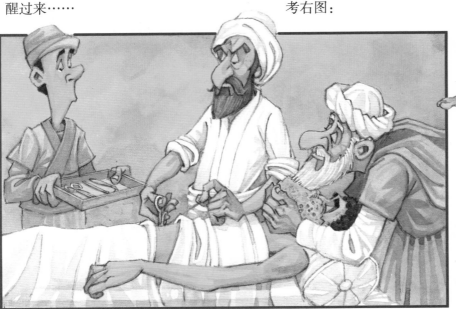

肩部穴位可治肺痛

肘部穴位可治手痛

膝背穴位可治腿痛

脚趾穴可治鼻

甜甜的吻! 从古至今,妈妈的都知道,如果宝宝因疼痛而哭闹,一个轻轻的吻拥抱就能让他们安静下来。柔的肢体接触能让宝宝感放松,阻碍疼痛信号的传同时降低某些脑内化学物的浓度——那些化学物质让人对疼痛更为敏感!

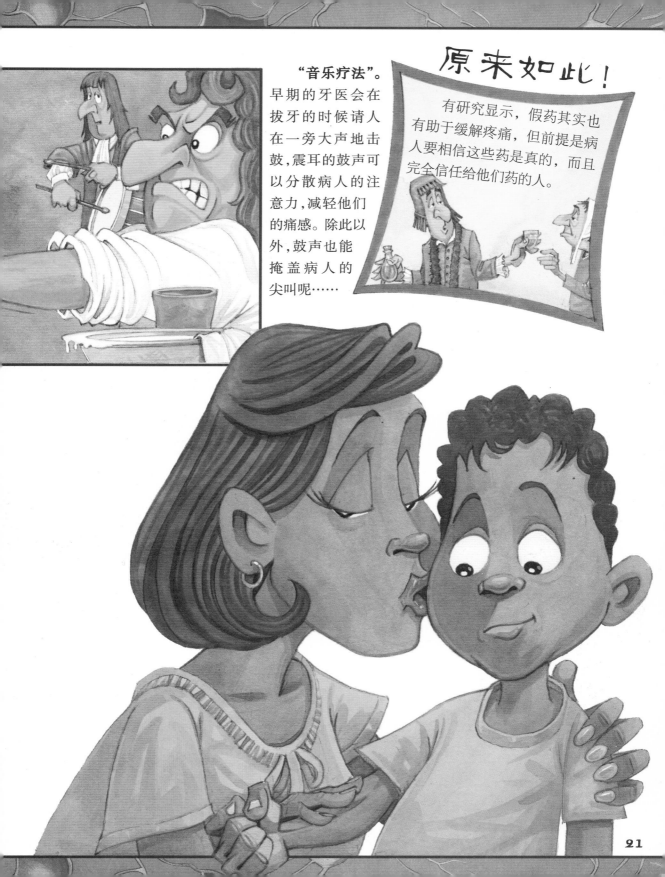

"音乐疗法"。早期的牙医会在拔牙的时候请人在一旁大声地击鼓,震耳的鼓声可以分散病人的注意力,减轻他们的痛感。除此以外,鼓声也能掩盖病人的尖叫呢……

原来如此!

有研究显示,假药其实也有助于缓解疼痛,但前提是病人要相信这些药是真的,而且完全信任给他们药的人。

麻醉术

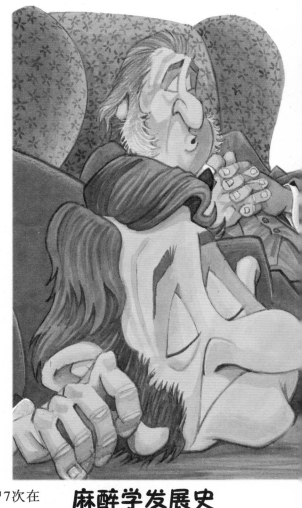

在1853年，应英国维多利亚女王本人的要求，她在分娩时接受了当时最新的科学止痛法。随后，这种止痛法又被应用在千百万人身上，一个"无痛"药物的新时代就此拉开序幕。从1500年前后开始，医学界的先驱就一直在寻找更好的止痛办法。他们不光借助显微镜和各种化学物质做起了实验，还走遍世界各地搜寻具有止痛功效的植物。终于，在1840年左右，他们取得了重大突破，成功研制出能让病人失去意识、完全没有痛感的麻醉药。

英国维多利亚女王曾7次在没有止痛药的情况下分娩。她在生产最后两胎时，总算闻到了具有麻醉作用的氯仿气体（三氯甲烷）。据她本人描述，氯仿让她感受到了一种"抚慰、宁神、舒心"的作用。

麻醉学发展史

800—1200年
医生用浸满止痛药的海绵敷住病人口鼻，将其催眠。

公元前600年
古印度医生让病人吸入草药燃烧产生的烟雾，让病人昏昏欲睡。

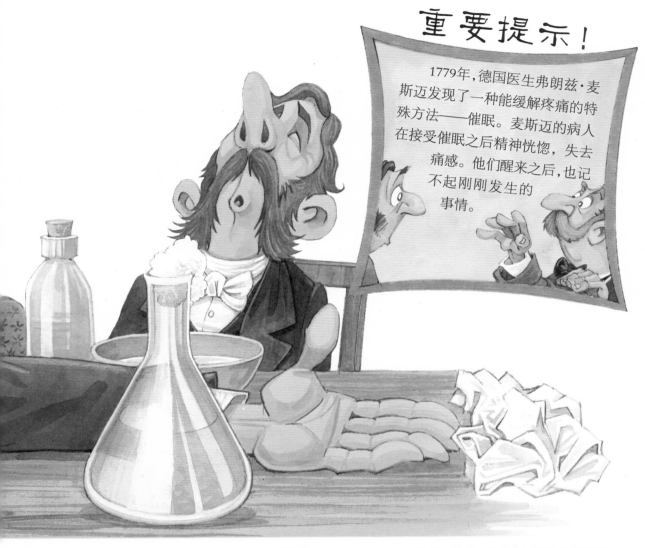

1779年，德国医生弗朗兹·麦斯迈发现了一种能缓解疼痛的特殊方法——催眠。麦斯迈的病人在接受催眠之后精神恍惚，失去痛感。他们醒来之后，也记不起刚刚发生的事情。

18世纪40年代—
19世纪40年代
英国顶尖科学家做麻醉药试验。

1847年
詹姆斯·辛普森发现了氯仿（三氯甲烷）的麻醉作用。

19世纪40年代
美国医生首次在外科手术中使用气体麻醉。

意外？惊喜？苏格兰科学家詹姆斯·辛普森下定决心要研发一种新的麻醉法，以减轻分娩、牙科手术和外科手术中的疼痛。他在自己和朋友的身上做起了实验。1847年的某个夜晚，他和朋友闻了一种叫做"氯仿"的液体，当场就不省人事，直到第二天早上才醒过来。辛普森喜出望外，因为这就是他苦苦寻找的止痛药！这种止痛药没过多久就流行开来，但偶尔也会导致病人死亡。现代的麻醉术可比那时候的安全多咯！

痛亦是福

如今,我们生活在拥有现代医疗的国度,生活再也不会被疼痛包围。科学向我们揭示了疼痛的原理和作用,医生们也能用药物、麻醉和医疗设备帮我们止痛。跟古人或生活在医疗水平低的地区的人们相比,我们已经算是非常幸运了!

即便如此,我们的生活依然不是完全无痛的,但这其实是一件好事!无痛的生活会很危险,有时甚至让人丧命。不管你相不相信,没有了疼痛,你真的会活不下去!

假如你感觉不到疼痛,原本温馨的家会变为一个可怕的死亡陷阱!你在室内室外受伤,乃至发生骨折都会毫无知觉,生了病也不知道去医院,还会在不知不觉中掉光牙齿。旅游、购物、运动、打理花园都会充满危险,就连用刀叉吃饭都不安全!

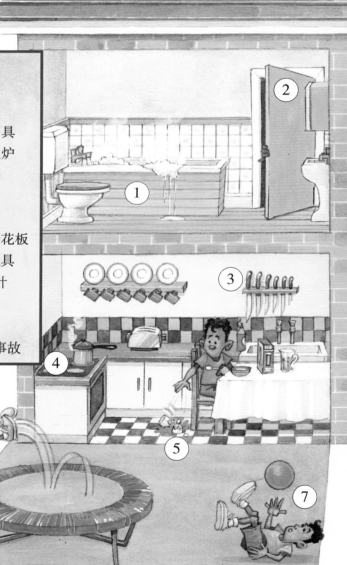

家中隐患:
1. 热水
2. 门
3. 锋利的刀具
4. 炽热的火炉
5. 碎玻璃
6. 跌跤
7. 打球
8. 低矮的天花板
9. 绊脚的玩具
10. 尖锐的针
11. 猫爪
12. 火
13. 自行车事故

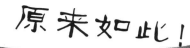

我们不小心碰到了很烫的东西,会发生什么?当我们感觉到痛时,电信号会刺激我们脊髓中的运动神经元,运动神经元会向我们的肌肉发出紧急信号,命令肌肉立即把手缩回来。整个过程没有大脑的参与,我们不经过思考就能自动作出反应。

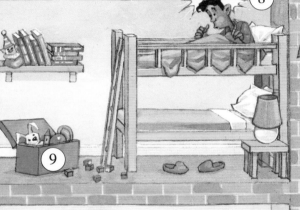

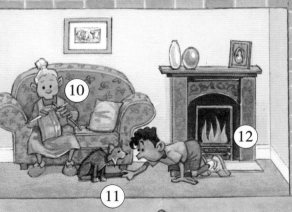

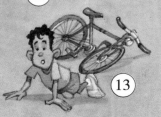

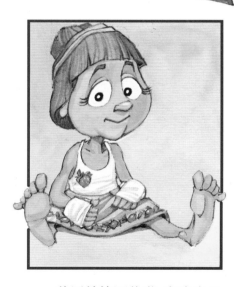

美国姑娘阿什琳·布洛克无法感知疼痛,她的生活因此危机四伏。科学家希望能通过研究她这种罕见的基因疾病来找到新的疗法,攻克那些人类至今还无法治愈的疼痛。

术语表

Acupuncture　**针灸**　通过在人体特定部位扎针来止痛治病的中国传统医术。据说针灸能调节人体的气血运行。

Acute　**急性**　发作急、变化快。这里指突发的、尖锐的(疼痛感)。

Anaesthetics　**麻醉剂**　能让病人暂时失去知觉、感觉不到疼痛的药物。

Axon　**轴突**　神经元的线状部分,也叫"神经纤维"。

Chronic　**慢性**　发作慢、持续久。

Dendrite　**树突**　从神经元中央发出来的微型传感器。

Endorphins　**内啡肽**　运动时人体内产生的天然止痛剂。

Fungi　**真菌**　蘑菇、酵母、霉菌等一大类生物的总称。

Genetic condition　**基因疾病**　由基因缺失

或缺陷引发的残疾和疾病。

Hair shirt　**粗毛衬衣**　苦行基督徒所穿的粗布衣服,用粗糙的动物毛皮或植物纤维制成,穿在身上又疼又痒。

Humours　**体液学说**　古希腊医生希波克拉底认为,人体由胆液质、血液质、黏液质和黑胆质4种体液构成,其中任何一种体液过多或过少都会引发疾病。

Hypnosis　**催眠**　一种治疗方法,能让人意识恍惚,进入类似于睡眠一样的状态。被催眠的人会失去意识,感觉不到疼痛。

Invertebrates　**无脊椎动物**　没有脊椎的动物。昆虫、蠕虫、虾蟹等动物都是无脊椎动物。

Invincible　**无敌的**　不可战胜的。

Karma　**因果报应**　印度教徒和佛教徒的一种传统观念,相信善有善报、恶有恶报。

Motor neurons　**运动神经元**　神经元的一

种,能传递控制人体运动的电信号。

Nerves **神经** 能与大脑交换电信号的纤维,由聚集成束的神经纤维(轴突)构成。

Nervous System **神经系统** 由大脑、脊髓、神经组成的人体系统。

Neurons **神经元** 构成大脑、脊髓、神经的细胞。它们能接收和传递电信号。神经元分工各异,分别负责传递疼痛、运动、触觉等不同类型的信号。

Neurotransmitters **神经递质** 能将电信号从一个神经元传递到另一个神经元的化学物质。

Receptor **受体** 细胞表面的一块区域,能识别细胞外传来的电信号。

Soporific **催眠的** 令人昏昏欲睡的。

Spinal cord **脊髓** 贯穿人体脊柱的神经纤维束,连接了大脑和遍布全身的神经。

Synapse **突触** 两个神经元相接的部位。

Toxic **有毒的** 带有毒性的。

Unconscious **无意识** 失去对自己或周围环境的认知。

Venom **毒液** 动物叮咬或刺蜇时分泌的有毒液体。

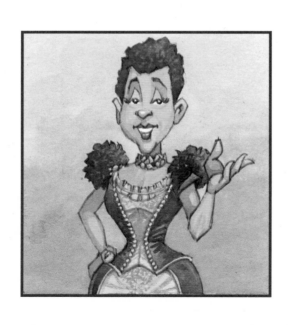

告诉我有多痛

假如你是医生，如果病人告诉你他的胸口疼得像被大象坐过一样，你会有什么反应？你大概会立马采取措施，因为胸痛可能是某些严重疾病的征兆。但在现实中，无论是向别人描述自己的疼痛，还是理解他人对疼痛的描述，其实都不是易事。疼痛，我们感觉得到，却看不到、听不到，也没法给它拍张照。此外，疼痛的程度也难衡量，因为我们不知道自己感觉到的痛跟别人的是不是一样。那我们到底怎样才能更好地了解别人有多痛呢？以下是一些点子：

● 请病人从1到10中选一个数字给自己的疼痛打分，其中1分表示轻微，10分表示难以忍受。

● 请病人用打比方的方式来说明他的疼痛。例如：

●"头痛！像被人念了紧箍咒！"

●"感觉全身被海浪拍过一样！"

● 让病人用几个恰当的词来描述疼痛：

我们列出了以下25个词。欢迎补充！

轻微、剧烈、严重、慢性、急性、短暂、持续、钝痛、酸痛、胀痛、闷痛、锐痛、刺痛、肿痛、切割痛、灼痛、绞痛、坠痛、压痛、钻顶样痛、爆裂样痛、跳动样痛、撕裂样痛、牵拉样痛、针扎样痛……

综合运用以上信息，我们就能更容易地向他人描述自己的痛，别人也能更好地帮我们止痛。

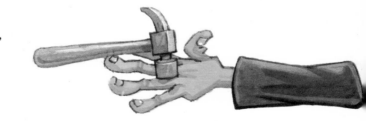

止痛良方

你是不是感觉疼痛，却又不想服用可能带有毒副作用的止痛药？不妨试试下面这些非药物的止痛方法吧。

● 按摩是全世界最古老的止痛方法之一。它能帮助肌肉放松、改善血液流动、阻碍疼痛信号传递至大脑。

● 放松法能缓解紧张，让病人更好地应对疼痛。它还能让病人睡得更香，拥有更充沛的精力，同时减少焦虑。

● 敢做白日梦！利用你的想象力逃离疼痛一会儿吧！你可以在脑海中幻想一个美好的地方、你的家人朋友、你最爱的事物。

● 无视疼痛！无论是读书听歌、出门散步，还是专注于自己的爱好，都能让你的大脑暂时忘记疼痛。

● 按走疼痛！指压疗法和灵气疗法通过用手指按压身体的特定部位来缓解疼痛。跟针灸一样，这两种疗法都旨在平衡人体的能量，并可能会阻碍疼痛信号的传递。

● 一张一弛。太极拳和瑜伽都是柔和型运动，提倡静修，能改善人体平衡，增强人的力量。

● 生物反馈功能教病人如何调节自己的心率、呼吸和血压——帮助人们减压的同时，也能缓解疼痛。

你知道吗？

● 科学家正在利用鸡心螺的毒液研制一种新型止痛药。鸡心螺生活在热带海域，它的毒液极为致命，能阻止神经元向大脑传递疼痛信号。

● 脑细胞没有痛觉。开颅后，外科医生不用给病人的大脑打麻药就可以做手术了。

● 不幸失去手脚的残疾人时常还会感觉到断肢处有痛感。目前，还没有谁能确切地解释原因，但有人提出这可能是因为大脑误以为手脚还在。

● 古时候，动手术不打麻药，令病人痛不欲生。当时的人们都说："最好的医生不是最聪明的，而是手术动得最快的。"

● 南美洲的古代印加祭司通过咀嚼一种树叶来释放叶中的止痛物质，然后直接把这种"止痛药"吐在病人身上！

● 古埃及人用尼罗河里的电鳗来治疗疼痛。电鳗释放电流，能够阻碍病人体内的疼痛信号向大脑传递。

● 早期的可乐饮料中含有一种强效止痛成分，咖啡中的某些物质也能缓解轻微疼痛。吃东西其实也可以，因为大脑在惦记着吃时，就不太会惦念着痛了。

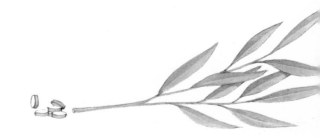

致　谢

　　"身边的科学真好玩"系列丛书在制作阶段,众多小朋友和家长集思广益,奉献了受广大读者欢迎的书名。在此,特别感谢蒋子婕、刘奕多、张亦柔、顾益植、刘熠辰、黄与白、邵煜浩、张润珩、刘周安琪、林旭泽、王士霖、高欢、武浩宇、李昕冉、于玲、刘钰涵、李孜劼、孙倩倩、邓杨喆、刘鸣谦、赵为之、牛梓烨、杨昊哲、张耀尹、高子棋、庞展颜、崔晓希、刘梓萱、张梓绮、吴怡欣、唐韫博、成咏凡等小朋友。

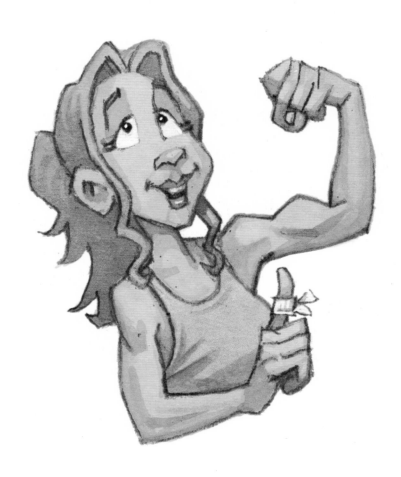

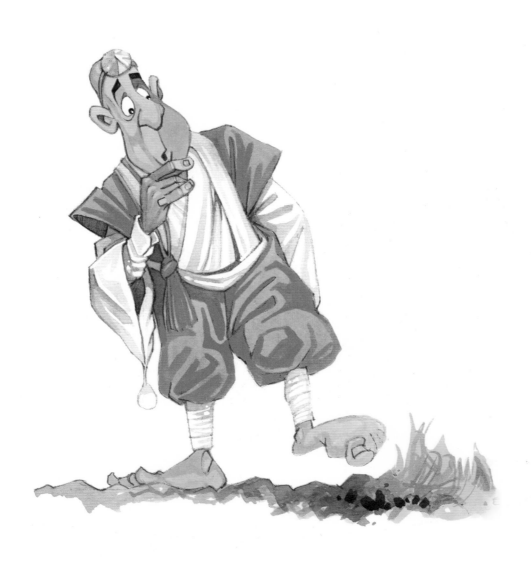